Dr Marius FAUSSIÉ

De la Faculté de Médecine
de Paris

Du

GENU RECURVATUM

PARIS

Paul DELMAR

29, rue des Boulangers

1898

Dr Marius FAUSSIÉ

e la Faculté de Médecine
de Paris

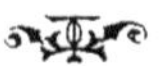

Du

GENU RECURVATUM

PARIS

Paul DELMAR

29, rue des Boulangers

1898

A MON PÈRE

A MA MÈRE

MEIS ET AMICIS

INTRODUCTION

L'épithète **Genu recurvatum** a été employée pour la première fois par un auteur allemand ([1]) (1875). A la même époque, en France, plusieurs mots désignent une même entité morbide. Guéniot ([2]), dans un rapport qu'il fait à la Société de chirurgie, parle de deux cas de **luxation congénitale du genou**. Hibon ([3]) intitule son travail **De la luxation congénitale en avant avec renversement de la jambe sur la cuisse**. En 1891, le docteur Phocas ([4]), agrégé de la Faculté de Lille, fait paraître un article sur cette question et emploie le mot genu recurvatum.

1. E. Albert. Ueber das genu recurvatum. Wien. Med. Presse 1875, XVI, p. 369.

2. Guéniot. Société de Chirurgie. Séance du 7 juillet 1880.

3. Hibon. Thèse. Paris, 12 janvier 1881.

4. Phocas. Du Genu recurvatum ou luxation congénitale du tibia en avant. Revue d'orthopédie, 1891.

Nous tâcherons dans le courant de notre sujet de démontrer que le genu recurvatum est un cas pathologique absolument distinct, au même titre que le genu valgum et le genu varum. Si nous préférons cette appellation à celles que l'on a employées jusqu'ici, c'est qu'elle nous paraît plus juste. C'est aussi pour que l'analogie avec les autres malformations du genou soit plus grande.

Nous commencerons par énumérer les diverses variétés que nous pensons devoir rattacher au genu recurvatum et qui ont été signalées avant nous. Nous aborderons d'abord l'étude du **double genu recurvatum**. Mais comme cette affection ne se rencontre que chez des monstres, que, d'autre part, les autres difformités existantes sont plus importantes que le genu recurvatum, nous serons très bref sur ce sujet.

Dans le 2ᵉ et le 3ᵉ chapitres, nous parlerons **du genu recurvatum unilatéral, congénital** et **acquis**. C'est, pensons-nous, le point intéressant de la question, le point sur lequel les auteurs ont émis des avis différents.

Dans chacun de ces chapitres nous nous occuperons du traitement. Nous aurons à en suivre les différentes étapes. Dès le début, les méthodes de douceur sont seules préconisées; on proscrit même d'une façon absolue les méthodes de force. D'après les auteurs de cette époque, il en résulterait des accidents d'une certaine gravité; bien plus, on aurait eu à enregistrer des accidents malgré la méthode employée.

Quelques années plus tard et surtout à l'étranger (Allemagne) on a substitué à ce traitement de douceur, un traitement plus chirurgical : je veux parler de l'ostéotomie. A peu près à la même époque, Phocas en France, n'ayant obtenu aucun résultat après plusieurs tentatives de réduction, fut amené à pratiquer l'ostéoclasie supracondylienne.

Enfin nous aurons à parler d'un nouveau traitement, institué en ces derniers temps par notre maître le Docteur Gérard-Marchant, (1) chirurgien à l'Hôpital Tenon. Ce nouveau traitement du genu recurvatum consiste simplement dans la section du tendon du quadriceps : cette opération, bien moins grave que l'ostéotomie et l'ostéoclasie supra-condylienne a donné dans le le seul cas où elle a été appliquée un très brillant résultat.

M. le professeur Berger a bien voulu nous faire l'honneur d'accepter la présidence de notre thèse, nous lui en exprimons ici notre bien vive et bien respectueuse reconnaissance

---

1. Un cas rare de genu recurvatum. Revue d'orthopédie, 1er janvier 1898.

Qu'il nous soit permis, à la fin de nos études, d'adresser tous nos remerciments à nos professeurs de la Faculté et des hôpitaux pour leurs savantes leçons et pour la sollicitude qu'ils nous ont témoignée, et en particulier à notre vénéré maître M. Gérard-Marchant pour la manière toute bienveillante avec laquelle il nous a toujours accuilli et pour les bons conseils qu'il n'a cessé de nous prodiguer. C'est grâce à lui que nous pouvons émettre quelques idées nouvelles dans notre travail; nous lui devons aussi la connaissance de plusieurs observations. Il peut être assuré que nous ne l'oublierons jamais.

M. Kirmisson a bien voulu mettre à notre disposition les trois figures que nous avons intercalées dans notre travail; nous sommes heureux de l'assurer de toute notre gratitude.

Nous ne pourrons jamais oublier les instructives leçons que nous avons reçues de notre savant maître, le regretté professeur Tarnier; nous adressons à sa mémoire vénérée un respectueux salut.

Enfin que notre maître et ami, M. le Docteur E. Blanc, laryngologiste distingué, reçoive ici nos bien sincères remerciements pour les bontés qu'il a eues pour nous et pour les conseils éclairés qu'il nous donne tous les jours.

DU GENU RECURVATUM

CHAPITRE PREMIER

Le double genu recurvatum ne s'observe que chez des enfants atteints d'autres vices de conformation. La plupart même des observations qui ont été publiées concernent des fœtus venus avant terme ou des mort-nés. On voit par suite, que cette variété de l'affection que nous étudions est d'un très minime intérêt médical. C'est pour mémoire que nous dirons quelques mots sur ce sujet.

Nous ne parlerons pas ici d'une observation de double genu recurvatum publiée par Edmund Owen (1) et que nous réservons pour le chapitre III. En effet, quoique le malade fut atteint d'une difformité bilatérale, il ne présentait pas d'autres vices de conformation, par suite, il nous paraît plus logique de ne pas rapporter ce fait avec ceux qui concernent des monstres.

Dans le chapitre suivant, on trouvera la symptomatologie détaillée du genu recurvatam unilatéral; nous n'insisterons donc pas ici sur les symptômes communs aux deux

1. E. Owen. Double genu recurvatum. British medical, J. London, 1891.

affections. Nous nous bornerons à ajouter quelques signes qui sont propres à cette double affection.

D'abord, ce qui frappe le plus l'observateur, c'est la *symétrie des lésions* : chez ces malades, les jointures congénères sont atteintes simultanément. Des deux côtés du corps, on observe les mêmes difformités, non seulement en ce qui concerne le genu recurvatum, mais même au sujet des autres malformations qui existent chez le fœtus.

En second lieu, on a constaté la *multiplicité des lésions*. C'est ainsi que les enfants atteints du double genu recurvatum peuvent être affectés de luxations congénitales des fémurs, de mains et de pieds bots, de spina-bifida avec altération ou même absence complète de la moelle, d'absence d'un ou plusieurs os, d'un ou plusieurs muscles, d'une conformation vicieuse de l'intestin, etc.

Bouvier (1) et Guérin (2) qui, les premiers, ont publié des observations sur le double genu recurvatum insistent sur un autre signe : c'est *la rétraction musculaire*. Mais ces deux auteurs ne sont pas d'accord à ce point de vue. En effet, d'après Bouvier, ces « rétractions musculaires sont de nature à céder à un effort lent et prolongé » Pour Guérin, au contraire, aucun effort n'est capable de vaincre la résistance de cette rétraction musculaire, « A la tête, dit-il, au ventre, aux bras, aux avant-bras, aux cuisses, aux jambes et aux pieds, les muscles sont tendus entre leurs points

---

1. Bouvier. Bulletin de l'Acad. de médecine, 1837, t. II, p. 701.
2. J. Guérin. Œuvres grand in-8° avec atlas, 1re livraison 1880.

d'insertion et ils ont entraîné toutes les parties du squelette auxquels ils s'insèrent. Ce sont autant de cordes résistantes qui ne cèdent à aucun effort d'extension. »

Quelquefois, cette rétraction musculaire n'existe pas, du moins à un degré appréciable. Dans ce cas, la jambe est susceptible de mouvements en tous sens : il existe une véritable dislocation. C'est pourquoi on a comparé la jambe de ces monstres à celle d'un polichinelle.

Enfin, il existe des mouvements de latéralité, mouvements qui, comme nous le verrons, à propos du genu recurvatum unilatéral, font défaut dans cette dernière difformité.

Tels sont les principaux symptômes du double genu recurvatum. Nous ne dirons rien du pronostic et du traitement, car les fœtus atteints de ce vice de conformation ne peuvent pas vivre. Nous nous bornerons à rapporter succinctement trois observations qui nous paraissent les plus typiques.

OBSERVATION I (Résumée)

Difformités congénitales nombreuses ; mains et pieds bots ; luxation congénitale du fémur. Rectum ouvert dans la vessie.

Cette observation, présentée à la Société anatomique par Monod, provient de la collection de la Maternité (Atlas de Cruveilhier). Le fœtus est né à terme, mais son développement est peu considérable. Les principales difformités qu'il présente sont les suivantes : mains et pieds bots, luxation congénitale des fémurs, conformation vicieuse du rectum qui s'ouvre dans la vessie, enfin luxation incomplète du tibia en avant. Les jambes au lieu d'être fléchies sur les cuisses sont renversées en avant, les pieds arcboutés contre la mâchoire inférieure. A l'autopsie on remarque qu'il n'existe pas de rein gauche et un simple vestige de rein droit.

OBSERVATION II (Résumée)

Contractures musculaires sur un enfant de 7 mois.

Bouvier relate un fait très analogue au précédent. Il s'agit d'un fœtus atteint de nombreuses malformations. On signale : un double pied bot varus, à droite une main bote par déviation palmaire, enfin une extension forcée du coude droit qui ne se fléchit qu'imparfaitement. De plus, on remarque que les deux jambes sont légèrement fléchies sur la face antérieure des cuisses. Les tentatives de réduction de cette malformation ne donnent qu'un faible degré de flexion normale.

OBSERVATION III (Résumée)

Monstre anencéphale. Destruction totale de l'encéphale et de la moelle.

Ce cas a été publié par M. J. Guérin. Il concerne un fœtus monstrueux, âgé d'environ six mois, et chez lequel les malformations sont beaucoup plus considérables que dans les deux observations précédentes. En effet, on constate :

1º Anencéphalie avec absence de toute la voûte cranienne.
2º Spina bifida complet avec disparition de la moelle.
3º Absence des radius et des muscles qui s'y insèrent.
4º Dépression latérale du thorax.

5o Deux pieds bots varus équins.
6o Rétraction générale des musles du tronc et des membres.

On remarque en outre que les deux jambes sont fléchies et qu'elles forment avec les cuisses un angle ouvert en avant (110°). Des deux côtés la surface articulaire du tibia correspond à la face antérieure des condyles du fémur, la face postérieure des mêmes condyles est libre et placée dans le même plan que la face postérieure de la jambe. Il n'existe d'ailleurs ni torsion ni aucun déplacement latéral dans cette articulation. Par suite de la contracture musculaire, la rotule se trouve remontée, un peu plus haut que le quart inférieur du fémur par conséquent. On remarque même qu'elle est luxée (luxation en avant). La face supérieure du tibia ne présente rien de particulier à signaler ; sur la partie antérieure des condyles du fémur au contraire, on trouve une surface concave, espèce de dépression occasionnée par la pression du tibia.

CHAPITRE II

A l'heure actuelle, nous sommes en présence de deux opinions absolument contraires. Les uns admettent qu'entre le genu recurvatum congénital et le genu recurvatum acquis il n'existe que de petites différences mais qu'au fond ces deux lésions sont identiques. D'autres auteurs, au contraire, soutiennent qu'entre ces deux lésions il ne peut y avoir rien de commun, que ce sont des difformités absolument distinctes et qu'on ne doit pas les englober sous une même épithète.

Ces deux malformations sont, il est vrai, très différentes ; mais il ne s'en suit pas qu'on doive créer un mot spécial pour les désigner. Toutes deux doivent être rangées dans l'affection nommée genu recurvatum ; pour les différencier on ajoutera une épithète particulière.

GENU RECURVATUM CONGÉNITAL

Hibon dans sa thèse inaugurale (12 janvier 1881) en parlant de Guéniot, dit : « De son travail il ressort que la science ne possède actuellement que onze observations de luxation congénitale en avant (c'est ainsi qu'il désigne le genu recurvatum), dont les cinq dernières sont toutes récentes (1873-1880) et dont la plus ancienne a été publiée en 1821 par Chatelain (1), médecin suisse. Depuis, plusieurs observations de cette difformité ont été publiées. Le docteur Phocas, dans son article de la *Revue orthopédique*, dit avoir pu réunir plusieurs observations de genu recurvatum, parmi lesquelles dix-huit se rapportent à des enfants bien conformés.

Après lui quelques auteurs étrangers se sont occupés du genu recurvatum. Parmi les docteurs allemands nous citerons : A. Hoffa (Berlin), H. Braun (Berlin), J. Kerterz (Budapest), F. Staffel (Stuttgart) ; parmi les auteurs anglais nous avons lu les articles de Edmund Owen (Londres) et de M. B. Van Lennep (Philadelphie). On trouvera plus loin les différentes observations qui nous ont paru les plus intéressantes.

Symptomatologie. — Les symptômes que l'on observe chez les malades atteints du genu recurvatum congénital sont de deux sortes : les uns sont des signes positifs, les autres des signes négatifs. Parmi les signes positifs, ce qui frappe d'abord l'observateur c'est la position de la jambe : elle se trouve en *hyperextension*. La jambe est comme incurvée en avant, et à un degré quelquefois tel que sa face antérieure vient au contact de la face antérieure de la

---

1. Chatelain. Bib. méd., t. LXXV, p. 103.

cuisse. Dans les dix-huit observations que rapporte le professeur agrégé Phocas, treize fois on a observé ce degré dans la lésion.

La jambe et la cuisse forment donc un angle, qui est obtus ou aigu, angle ouvert en avant et dont le sommet correspond à l'interligne articulaire du genou. Cette position vicieuse de la jambe a reçu le nom de « flexion dans le sens de l'extension », « de renversement de la jambe en avant » (Lannelongue).

Si on essaye de fléchir la jambe sur la cuisse, on constate, au niveau de la rotule des plis cutanés, appelés *plis cutanés péri-rotuliens*, dont la direction n'est pas transversale ; le plus souvent ces plis cutanés sont dirigés obliquement en haut et en dehors. L'opinion généralement admise est qu'ils seraient formés par la surabondance de la peau en avant, par suite de l'hyperextension de la jambe. De plus, on remarque que certains sont plus accusés et plus profonds que les autres ; cela semblerait indiquer que la lésion est non récente, mais ancienne et que ces plis cutanés se sont formés petit à petit. Ce fait a une grande importance, car dès maintenant nous pouvons dire que ce n'est pas un accident de l'accouchement, que cette lésion ne peut être la conséquence de manœuvres ayant pour but l'extraction de l'enfant, comme l'ont prétendu certains auteurs. C'est donc une difformité se formant pendant la grossesse et dont on peut suivre la marche d'après le nombre et la profondeur des plis cutanés péri-rotuliens.

Si on examine le genou, on remarque qu'il n'est pas

allongé dans le sens antéro-postérieur ; le creux du jarret
est effacé et est remplacé par une surface dure, osseuse :
cette saillie est constituée par *les condyles fémoraux.*
Par la palpation on constate que les condyles fémoraux sont
séparés par une dépression très appréciable : dans cette
échancrure on peut sentir le paquet vasculo-nerveux qui
de la cuisse va à la jambe. Ces vaisseaux et ces nerfs ne
sont nullement comprimés : en effet, dans les observations
que nous avons eues entre nos mains, les auteurs ont
constaté qu'il n'existait jamais, chez leurs malades, *d'œdème
du membre inférieur.*

A côté de ces symptômes qui ont été très bien décrits
par les auteurs, en existe un autre sur lequel nous insisterons tout particulièrement, parce qu'il a été cité à peine
dans les observations publiées jusqu'à ce jour, lorsque
même il n'a été omis. En second lieu ce symptôme nous
servira à expliquer certains phénomènes qui se passent au
niveau du genou ; enfin, c'est vu son importance qu'un
nouveau traitement a été institué pour la guérison du génu
recurvatum. Ce symptôme est la *contracture du quadriceps.*
Hibon, dans sa symptomatologie du genu recurvatum unilatéral congénital semble ignorer l'existence de cette contracture, bien qu'elle soit notée dans une observation de
E. Périer, observation qui a été l'objet d'un rapport de
Guéniot à la Société de chirurgie (séance du 7 décembre 1880). D'après Guéniot la contracture du quadriceps
expliquait la grande difficulté qu'il y avait à réduire la
malformation. Le docteur Phocas fait remarquer dans

son travail la fréquence de cette contracture musculaire.
Il ajoute que dans huit cas sur les treize observations qu'il
a pu recueillir, la réduction n'a pu être obtenue en raison de
cette contracture.

Mais le docteur Phocas n'a pas tiré de ce symptôme
les conséquences qui devaient en résulter. En effet, si on
essaie de mettre la jambe dans l'extension, chez un malade
atteint de genu recurvatum, on peut toujours atteindre un
certain degré ; on arrive même à ce que l'axe de la jambe
soit dans le prolongement de l'axe de la cuisse ; mais la
force à déployer dans cette manœuvre va en augmentant
et bientôt on est complètement arrêté. Le premier obstacle
que l'on doit vaincre, c'est la contracture du quadriceps ;
à un degré plus avancé, les mouvements de flexion de la
jambe sur la cuisse sont arrêtés par la saillie que forment
les condyles fémoraux dans le creux du jarret.

Au moment où la flexion ne peut être poussée plus loin,
si l'on vient à lâcher la jambe, cette dernière revient dans
l'hyperextension d'une façon brusque, à la manière d'un
ressort. Hibon avait constaté ce phénomène, mais sans y
attacher beaucoup d'importance, puisqu'il dit : « L'extension produite, si on abandonne la jambe à elle-même, elle
peut rester dans cette position ; mais, d'ordinaire, il n'en
est pas ainsi ; elle se renverse en avant d'un mouvement
rapide. »

Le docteur Phocas insiste davantage sur ce signe. Il
compare même le mouvement de la jambe revenant à son
attitude vicieuse, au ressaut que subit la phalange dans la
maladie appelée doigt à ressort.

Ce que nous ne trouvons pas chez ces différents auteurs, c'est l'explication de ce symptôme. Il nous semble qu'il est tout rationnel de le rattacher à la contracture du quadriceps. En essayant de ramener la jambe dans l'extension, le quadriceps peut se laisser distendre, mais si l'on vient à lâcher la jambe, le muscle n'ayant plus à lutter contre une force, tend à revenir dans la position qu'il avait avant la tentative de réduction : dès lors, la jambe revient très vivement en hyperextension. On pourrait comparer le quadriceps à une bande de caoutchouc qui, comme le muscle, aurait son point d'attache mobile sur la rotule et sur la tubérosité antérieure du tibia. On pourrait, en déployant une force même assez légère, allonger le caoutchouc; mais dès que la force disparaîtrait, la jambe, obéissant à la tension du caoutchouc, reviendrait dans sa première position. Ainsi, doit-on expliquer, nous semble-t-il, ce retour brusque de la jambe dans sa position vicieuse, retour ne se faisant pas graduellement, mais à la manière d'un ressort, et d'autant plus rapide que la réduction avait été poussée plus loin.

La contracture du quadriceps explique aussi, nous semble-t-il, un autre fait qui n'a pas été mentionné jusqu'ici. Il existe des sujets chez lesquels le genu recurvatum est accompagné de genu valgum ; dans ce cas, la jambe est non seulement en hyperextension, mais elle est plus ou moins déjetée en dedans. Nous avons constaté cette double difformité chez le malade que nous avons pu examiner à loisir dans la salle Lisfranc à l'hôpital Tenon (service du docteur Gérard-Marchant).

Comment expliquer la formation de ce genu valgum ? Il nous semble rationnel d'incriminer ici l'action musculaire. En effet, très souvent, l'enfant naît avec du genu recurvatum seulement ; ce n'est que petit à petit, à mesure que la contraction du quadriceps fémoral augmente que se forme le genu valgum. C'est ce dont nous nous sommes rendu compte chez notre malade. Mais nous devons ajouter que cette action musculaire ne peut être invoquée que pour le genu recurvatum congénital. Nous verrons, en effet, que dans le genu recurvatum acquis, variété dans laquelle le genu valgum est le plus souvent associé à la malformation qui nous occupe ici, une autre cause explique l'association de ces deux difformités.

A côté de ces symptômes, nous devons parler des signes négatifs. Cela nous paraît d'autant plus important que nous aurons à signaler quelques différences à ce point de vue, lorsque nous aurons à énumérer la symptomatologie du genu recurvatum acquis.

A l'examen des malades atteints de cette difformité, on ne constate *pas de saillie en avant des plateaux du tibia*, comme dans la luxation traumatique du genou. Weinleckner et Richmann Godlee (in Phocas) rapportent bien deux observations où ils ont eu à constater cette saillie de l'extrémité supérieure du tibia. Mais ces auteurs ajoutent qu'ils ont observé très nettement chez leurs malades des mouvements de latéralité. Grâce à ces deux signes, nous sommes en droit de conclure que ces deux observations se rapportaient à de véritables luxations du genou et non à des cas de genu recurvatum. Dans d'autres observations, cette saillie de l'extrémité supérieure du tibia a été notée, mais toutes concernaient des monstres ; nous avons, dans le chapitre précédent, dit un mot à ce sujet, nous n'y insisterons pas.

Dans le genu recurvatum congétinal, on n'a jamais eu à constater de la paralysie. Ce signe négatif nous servira à réfuter certaines théories émises dans l'étiologie de cette difformité.

On ne signale pas davantage d'atrophie : les mensurations prises sur le membre en position vicieuse et sur le membre sain sont égales.

Nous avons vu que la rotule se trouve au sommet de l'angle formé par le tibia et le fémur. On peut constater aussi qu'elle est en position normale. Enfin, il n'existe pas d'épanchement articulaire.

Il nous reste à parler d'un symptôme que nous avons laissé en dernier lieu, car les auteurs ne sont pas absolument d'accord : nous voulons parler du *symptôme-douleur*. Un malade atteint de genu recurvatum souffre-t-il ? Certains ont répondu par l'affirmative, d'autres par la négative. Comment expliquer ces divergences ? L'explication nous semble très simple. Les mouvements spontanés ne sont pas douloureux, mais ils ne font qu'exagérer l'attitude vicieuse de la jambe : le malade ne peut qu'augmenter son hyperextension, il ne peut remettre sa jambe dans l'extension. Si l'on essaye de réduire la difformité, le malade peut ne pas souffrir ; mais, en général, lorsque la réduction sera poussée assez loin, le malade accusera de la douleur.

On peut donc dire que le malade atteint de genu recurvatum ne souffre pas et que la douleur n'existe que tout autant qu'on fera des manœuvres pour obtenir la réduction de la difformité.

Pronostic. — D'après certains auteurs, le genu recurvatum est une affection bénigne, capable de guérir en quelques jours. Pour d'autres, au contraire, c'est une lésion grave, tenace, rebelle à tout traitement. Enfin, entre ces deux extrêmes, une opinion intermédiaire a été émise par le docteur Phocas. « A côté de l'optimisme de Guéniot, de Blanc et d'autres auteurs, nous devons placer le pessimisme de Weinleckner qui considère la guérison complète comme rare en raison de l'extrême tiraillement des ligaments. Toujours est-il que le malade de Moos (1) fut condamné à porter un appareil prothétique et pareille mésaventure a dû arriver à plusieurs malades. Il convient donc d'envisager la lésion comme sérieuse, surtout si les ligaments sont très relachés et si les tentatives de réduction et d'immobilisation n'arrivent pas à réformer rapidement la difformité. »

De ces trois opinions, quelle est celle qui se rapproche le plus des faits observés jusqu'ici ? En d'autres termes, que doit-on penser d'un malade atteint de genu recurvatum ? Si le genu recurvatum a été dans certains cas réduit très facilement, si la contention a été des plus simples, puisqu'on s'est borné à maintenir la jambe du malade avec des ban

(1) Moos. — Archir für Klin. Chir. Bd. XVIII Hft. 3. p. 492.

dages, on ne doit pas croire d'ordinaire à une réussite aussi rapide et surtout aussi efficace. On doit considérer le genu recurvatum comme une difformité grave : on évitera ainsi non seulement d'obtenir une correction peu considérable de l'attitude vicieuse, mais encore on n'aura rien à craindre des récidives fréquentes, comme on peut en trouver un exemple frappant dans l'observation VI. Mais on doit savoir aussi que cette malformation n'est pas irréductible et que la guérison doit être obtenue dans tous les cas, sans que le malade soit condamné à ne pouvoir maintenir le membre dans sa position normale que grâce à un appareil.

Étiologie. — Pathogénie. — On a imaginé pour l'explication de ce phénomène des causes prédisposantes et des causes occasionnelles.

Causes prédisposantes — *a) Influence du sexe.* —D'après les diverses statistiques qui ont été faites, on a remarqué que le genu recurvatum était beaucoup plus fréquent chez les filles que chez les garçons.

b) Influence du côté. — La malformation siège de préférence sur le membre inférieur gauche. Cette fréquence paraît être justifiée : en effet, dans les dix observations que nous publions, sept fois la difformité siège sur la jambe gauche.

c) Influence de la position du fœtus. — Presque tous les enfants atteints du genu recurvatum congénital se présentaient par le sommet en position régulière ; nous n'avons pu relever qu'une seule présentation du siège ; mais dans tous les cas, l'accouchement a été normal.

CAUSES OCCASIONNELLES. — Et d'abord, élucidons un point sur lequel on est loin d'être d'accord. Le genu recurvatum congénital doit-il être considéré comme une luxation ? S'il en était ainsi, nous ne verrions pas l'utilité de créer un mot nouveau. Mais pour qu'il y ait luxation, il faut que les rapports normaux n'existent plus entre les os. Or, nous avons vu que dans cette malformation, les surfaces articulaires restaient en contact sur tous les points. Cette opinion a été admise par Guéniot, lors de la première communication qu'il fit à ce sujet à la Société de chirurgie. En effet, après les observations que lui firent Lannelongue et Sée, Guéniot dit : « Je suis heureux des réflexions de Lannelongue et Sée, car elles sont dans l'esprit de ma communication. La lésion s'est produite d'une manière lente, sous l'influence d'une pression musculaire. Je conviens qu'il vaut mieux appeler cette lésion *renversement de la jambe en avant.* »

L'anatomie pathologique ne peut nous être d'aucune utilité dans la recherche de la cause de cette malformation. En effet, le genu recurvatum congénital unilatéral est une affection peu grave, dont on ne meurt pas, par suite aucune autopsie n'a été faite à ce sujet.

L'expérimentation, au contraire, peut nous donner l'idée du mécanisme de l'attitude vicieuse. Guéniot, en essayant de produire cette difformité sur des cadavres de nouveau-nés, n'est arrivé qu'à des décollements épiphysaires. Mais ces expériences ont été suivies de succès lorsque, au préalable, il sectionnait les ligaments postérieurs. Après lui,

Hibon, continuant cette étude, résume son travail de la façon suivante : « Il nous a été impossible, quelques précautions que nous ayons prises, de ne pas produire au moins le décollement d'une des épiphyses, celle du tibia ou du fémur, le plus ordinairement de l'une ou de l'autre. »

Il existe quelquefois, en même temps que le genu recurvatum congénital, une subluxation du tibia en arrière. F. Staffel (1) de Stuttgart, en rapporte un bel exemple. C'est ce qui a pu accréditer l'opinion émise par certains auteurs que la luxation congénitale devait être confondue avec la difformité. Mais cette subluxation n'existe pas au début; ce n'est que lentement qu'elle se forme par suite d'un certain relâchement des ligaments, dont la cause est la même que celle qui a produit la malformation, c'est-à-dire par suite d'une rétraction musculaire.

Nous nous rangeons, à ce point de vue, à l'avis de Guéniot : « Ce qui paraît probable, dit-il, c'est qu'une cause vitale, la contracture violente du triceps crural, aura porté la jambe dans une extension forcée et que l'utérus réagissant sur le membre, aura maintenu ou exagéré son attitude vicieuse, pendant que la contraction répétée des extenseurs effectuait peu à peu la disjonction des os. L'observation II (correspond à l'observation V de notre travail) où l'on voit que la jambe luxée se trouvait comme bridée par le cordon ombilical, témoigne en faveur de cette interprétation. Car

(1) F. Staffel. — Genu recurvatum mit und infolge von spontaner subluxation der Tibia nach hinten. Zeitzchrift für orthopadische chirurgie Stuttgart 1895. IV. p. 34-43.

il n'est guère douteux en ce cas, que la contraction répétée du triceps crural et la traction continue exercée par le cordon ne soient les deux agents réels du déplacement articulaire. »

Mais cette contracture musculaire n'a aucun rapport avec la paralysie. En effet, dans presque toutes les observations — non seulement on ne constate pas de paralysie, mais on voit que tout rentre dans l'ordre au bout de quelque temps par le seul fait de la réduction et de la contention.

En résumé, on voit que l'étiologie de cette affection n'est pas aussi obscure qu'on le croit généralement. Si, jusqu'ici les auteurs ont été en désaccord sur ce point, c'est que cette difformité n'avait pas été décrite dans son ensemble, c'est qu'on laissait absolument de côté le genu recurvatum acquis : on ne distinguait pas ce qui appartenait à la première classe de la malformation, c'est-à dire celle qui nous occupe en ce moment et ce qui revenait à la deuxième, c'est-à-dire au genu recurvatum acquis.

Nous pouvons donc dire, en nous appuyant sur les divers cas qu'il nous a été permis de recueillir, que la cause du genu recurvatum congénital ne peut être que ligamenteuse et surtout musculaire.

Ajoutons qu'une cause osseuse ne peut être invoquée pour expliquer le mécanisme de cette malformation : cette interprétation serait en complète contradiction avec les faits cliniques ; on s'expliquerait difficilement qu'une lésion osseuse ancienne ayant produit cette difformité ne laisse aucune trace et permette en quelques jours, sans opération, la disparition absolue de l'attitude vicieuse.

Traitement. — Plusieurs traitements ont été employés par les différents auteurs qui se sont occupés de la question. Nous nous contenterons de les énumérer, en prenant comme base la date à laquelle ils ont été mis en vigueur. Nous citerons à l'appui les différentes observations que nous avons recueillies et nous les ferons suivre des réflexions qu'elles nous ont suggérées.

1º RÉDUCTION SIMPLE. — CONTENTION. — Dans les premières observations, nous constatons que les auteurs proscrivent la réduction brusque. Il est vrai que les accidents qu'ils ont à enregistrer sont peu importants et que leur durée est courte, mais « ils suffisent toutefois, disent-ils, étant donnée l'extrême susceptibilité de certains malades, pour justifier le conseil *de n'exercer que des manipulations modérées et graduées.* »

OBSERVATION I (Résumée)

Singulière condition de l'articulation du genou chez un nouveau-né.

Le Dr Bard a communiqué ce cas au « Boston Medical and Surgical Journal », le 26 novembre 1834. On n'a rien à signaler de particulier pendant la grossesse. L'accouchement a été normal. L'enfant présentait un cas remarquable de renversement en avant de la jambe gauche sur la cuisse. La réduction fut très facile. Le membre fut fixé dans sa position normale au moyen de bandages pendant très peu de jours et la jambe ne montra plus dans la suite la moindre tendance à retourner à sa position vicieuse.

OBSERVATION II (Résumée)

Extraite de la thèse d'Alph. Sanson, 1841, p. 56.

L'enfant se présentait par le sommet. L'articulation était bien conformée. Mais on observait que la jambe gauche était en hyper-extension : le renversement de la jambe sur la cuisse était très accentué. On constatait aussi la présence des plis cutanés péri-rotuliens. La cause de cette malformation résidait, d'après l'auteur, dans les muscles. La réduction fut obtenue très facilement. Le membre est immobilisé. La guérison est obtenue au bout de 12 jours.

OBSERVATION III (Résumée)

Luxation congénitale du tibia en avant avec renversement complet de la jambe contre la face antérieure de la cuisse et produite par une cause extraordinaire. (Motte, Mémoire publié in Bull. de l'Ac. royale de Belgique, t. X, 3ᵉ série, nᵒ 2, 1872.

Mᵐᵉ R... accouche, le 13 juillet 1872, pour la 4ᵉ fois. Rien à signaler dans les grossesses précédentes. La petite fille, fortement constituée, présentait une particularité remarquable : la jambe droite se renversait en avant de telle sorte que le talon, en rotation en dehors, touchait l'épaule correspondante. Le membre pouvait être mis facilement dans la rectitude. Existence de 2 plis transversaux chargés de matière sébacée abondante, circonstance qui prouverait déjà que la lésion ne s'est pas produite par le fait du travail précipité de l'accouchement, mais qu'elle remontait à une époque antérieure. On remarque en avant et correspondant à l'extrémité inférieure du fémur une saillie sur laquelle passe un cordon large, tendu, faisant suite aux muscles extenseurs de la cuisse, tiraillés en cet endroit. Dans le creux poplité, nouvelle saillie. Réduction obtenue rapidement.

Traitement. — Coussinet triangulaire assez épais dans le creux poplité, maintenu par une bande de taffetas gommé : de cette façon la jambe restera fléchie, malgré les pièces du maillot. Ne renouveler l'appareil que lorsqu'il aura été souillé. Guérison.

Cause. — Pressions répétées exercées par une marmite que la mère de l'enfant portait, durant sa grossesse, plusieurs fois par jour.

OBSERVATION IV (Résumée)

Communiquée par Guéniot à la société de chirurgie.
Séance du 7 juillet 1880.

Le 14 juin 1876, la dame G., âgée d'environ 27 ans, accouche pour la 2ᵉ fois. Rien de particulier à noter pendant le travail. Au moment de l'expulsion de l'enfant, à peine la tête était-t-elle dégagée, qu'un pied, le pied droit se montrait en même temps que le cou à la vulve. A part cette remarque, la fin de l'accouchement fut normal. La petite fille présentait une flexion de la jambe gauche sur la cuisse tellement prononcée, que la face antérieure de la jambe correspondait à la face antérieure de la cuisse ; la rotule se trouvait à l'angle rentrant formé par les deux segments du membre inférieur. Le creux du jarret était remplacé par une saillie osseuse. Existence de plis cutanés transversaux et profonds autour de la rotule. A part cette malformation, l'enfant était bien conformé. La réduction fut opérée très facilement et maintenue simplement par le maillot. Malgré les contractions musculaires qui tendaient à reproduire la lésion, grâce à cette simple précaution, qui fut prise avec rigueur pendant les premiers jours, la tendance aux récidives disparut promptement.

Le 30 juin, c'est-à-dire au 13ᵉ jour de la naissance de l'enfant, la guérison était complète : les divers mouvements de la jambe paraissaient presque aussi libres et aussi étendus que ceux du côté opposé. La malade fut revue un an après et rien ne décelait sa difformité originelle.

OBSERVATION V

Communiquée par Guéniot à la Société de chirurgie.
Séance du 7 décembre 1880.

Le 9 janvier 1880, Mme X..., 27 ans, primipare est prise des premières douleurs, à 11 heures 1/2 la dilatation est complète ; le crâne, en position régulière, atteignait déjà le périnée ; mais 2 heures après, les choses en restant au même point, on fit une application de forceps qui fut des plus faciles. L'enfant, une fille, du poids de cinq livres, avait les deux jambes comme ligaturées par le cordon ombilical. Le cordon très flexueux et très court devait être la cause de l'insuffisance des contractions pendant la période finale de l'accouchement.

La jambe droite était en flexion sur la face antérieure de la cuisse, de plus il existait une légère torsion qui portait le pied en dedans avec rotation de la pointe en dehors. Existence d'une saillie osseuse ayant remplacé le creux du jarret ; existence de plis cutanés péri-rotuliens. Pas d'atrophie, pas de douleur. On essaie de réduire, mais on ne peut arriver qu'à mettre la jambe dans l'axe de la cuisse. On laissa les choses ainsi, en recommandant simplement à la garde de serrer le maillot avec une attention spéciale de façon à maintenir la demi réduction obtenue. Le lendemain, il existait une tuméfaction du genou ; de plus à la pression on provoquait de la douleur. Application de cataplasme et repos absolu du membre. — Le 11, la flexion est plus prononcée, le gonflement a diminué et la jambe exécute quelques mouvements spontanés. — Le 17 janvier (8° jour de la naissance) la guérison est à peu près complète.— Le 8 avril (3 mois après), j'ai revu une dernière fois l'enfant qui était en pleine prospérité. Il eût été impossible à la seule inspection des membres, de savoir lequel avait été affecté de cette lésion.

OBSERVATION VI

Observation du D E. Périer, objet d'un rapport de Guéniot à la Société de chirurgie. Séance du 7 décembre 1880.*

Le docteur Périer voit un nouveau-né le 21 août 1880 présentant un fait particulier : la jambe gauche était fléchie en avant, au point de s'appliquer sur la face antérieure de la cuisse. La grossesse et l'accouchement avaient été normaux. La réduction fut facile ; mais la difformité se reproduisant avec une extrême facilité, on immobilisa le membre dans un appareil.

Le 4 octobre suivant, Guéniot voit le malade. Il existait une récidive qu'il attribue à la rétraction manifeste du quadriceps fémoral. Ce muscle formait sous les téguments une corde tendue dès que l'on cherchait à fléchir un peu la jambe. La flexion même ne pouvait être obtenue par un moyen de douceur ; il eût fallu, pour réussir, employer la force. Guéniot juge prudent de ne pas y recourir. Il se borne aux manœuvres suivantes : 1° Emprisonner le membre, doucement étendu dans un maillot serré, le membre sain devant servir en partie de tuteur à son congénère ; 2° l'enfant étant préalablement mis à nu, opérer, deux ou trois fois par jour, sur la jambe, des tractions légères continues avec de petits mouvements de flexion. Guéniot n'ayant pas revu l'enfant ne peut affirmer sa guérison.

OBSERVATION VII (Résumée)

Dr J. Bertin. Union médicale, 14 octobre 1880.

Le 30 août 1873, Bertin accouche Mme X..., l'enfant se présentait par le siège; l'extraction fut facile. La sage-femme et Bertin remarquent l'étrange aspect de la jambe gauche. Elle se repliait en avant au genou, de telle façon que sa face antérieure arrivait au contact de la face antérieure de la cuisse. Bertin ajoute que la sage-femme était stupéfiée et n'était pas éloignée de croire que le genou n'eût été luxé pendant les manœuvres de l'extraction du fœtus.

Le Dr Bertin conseille le massage et surtout l'emmaillotement minutieux. Quinze jours après toute trace de déformation avait disparu. L'enfant revu quelques années après se portait très bien et rien ne faisait soupçonner ce qui avait eu lieu à la naissance.

OBSERVATION VIII (Résumée)

D'un cas d'hyperextension congénitale de l'articulation du genou avec abduction de la jambe (C. A. Sayre. Revue mensuelle des maladies de l'enfance, 1890).

Rien de particulier à signaler pendant la grossesse. L'accouchement fut normal. La jambe gauche était en hyperextension ; on constatait de plus une légère abduction du membre avec un peu de rotation en dehors. Le condyle interne du fémur était hypertrophié. La réduction une fois opérée, on applique des attelles en bois, que l'on renouvelle petit à petit en leur donnant une flexion plus grande. La flexion qui, le premier jour n'était que de 10°, arrivait à 150° huit mois plus tard.

D'après les observations qui précèdent, on voit que généralement un résultat satisfaisant a été obtenu. Cependant on a à enregistrer un insuccès (Obs. VI). Il paraît évident que dans ce cas
la réduction simple ne pouvait suffire et qu'une intervention chirurgicale aurait rendu au malade l'usage complet de son membre
inférieur. La ténotomie du quadriceps fémoral était absolument
indiquée, puisque l'insuccès ne résidait que dans la rétraction de
ce muscle.

Quant à l'observation qui va suivre, un fait peut expliquer la
récidive continuelle de la malformation : c'est l'absence de la
rotule.

OBSERVATION IX (Résumée)

Moos. Archiv fur Klin. Chir. Bd Hft 3 p. 492.

L'enfant présente une malformation spéciale. Sa jambe est
fléchie en avant sur la cuisse : les deux segments du membre forment un angle de 90°. On constate l'absence de la rotule. La
réduction est très facile, la contention est simple, mais dès que
rien ne soutient le membre, celui-ci revient dans son attitude
vicieuse. Cet état de choses dure 2 ans 1/2 et l'enfant paraît ne
pouvoir maintenir la jambe que grâce à un appareil prothétique.

2ᵛ Osléoclasie supra-condylienne

Phocas essaye d'abord le traitement que nous venons d'expo-
ser. Ce n'est qu'après plusieurs tentatives, toujours suivies d'insuccès, que ce chirurgien juge une opération indispensable. Le
résultat obtenu est satisfaisant mais pas complet, puisque la
flexion de la jambe sur la cuisse n'est possible que jusqu'à angle
droit; de plus la rotation du pied en dehors n'est corrigée qu'en
partie.

OBSERVATION X

Luxation congénitale du tibia en avant. — Tentative de réduction — Echec. — Légère amélioration sous l'influence de l'immobilisation du membre dans l'extension. — Ostéoclasie supra-condylienne. — Réduction parfaite. (Phocas. Revue d'orthopédie 1891 n° 2, p. 50-64.)

Mme X., 38 ans, ménagère, a accouché le 15 mai 1890 de deux enfants du sexe masculin. Cette femme, de bonne constitution, de taille moyenne, jouit d'une excellente santé ; elle n'a jamais été malade et n'a aucun antécédent héréditaire. Mariée à 21 ans, elle a eu en 16 ans 10 grossesses, dont la dernière gémellaire et une fausse couche de 4 mois 1/2. Tous ces accouchements se sont passés normalement et sans aucune intervention. De ses 11 enfants, deux sont morts à 4 ans, un de la fièvre typhoïde à 3 ans 1/2 et un autre de convulsions à 1 an 1/2. Un garçon de 8 ans est atteint depuis quelques mois d'une tumeur blanche au genou. Les cinq autres enfants sont bien portants ; aucun d'eux ne présente de malformation congénitale.

La dernière grossesse, qui est surtout celle qui nous intéresse, a été bien supportée, sauf des vomissements. Aucun coup sur l'abdomen, mais elle eut de fréquentes syncopes qui occasionnaient des chutes sur le sol. Les premières douleurs du travail apparurent le 15 mai à quatre heures du matin. La sage-femme constata la présence dans l'utérus de deux fœtus ; l'un se présentait par la tête, l'autre par les pieds. Vers dix heures du matin, la poche des eaux se rompit ; il s'en écoula très peu de liquide. La dilatation était presque complète, mais les contractions qui, jusque-là avaient été énergiques, devinrent moins fréquentes, et bientôt l'utérus était en inertie. Le docteur Delplanque, mandé alors, constata que la tête du fœtus était fortement engagée dans l'excavation pelvienne en O I D A et fit une application de forceps. L'introduction des cuillers fut très facile ; il a suffi de déployer très peu de force pour amener le premier enfant. Il mit alors une double ligature sur le cordon, et termina ainsi facilement l'accouchement du second fœtus vers quatre heures. Le travail avait duré douze heures. Notre confrère remarqua alors que cet enfant présentait une hernie inguinale double, mais ce qui l'étonna bien plus, ce fut l'attitude angulaire du genou gauche du premier né ; aussi recommanda-t-il à la mère de l'amener le plus tôt possible à ma consultation à l'hôpital Saint-Sauveur, où on le présenta le 9 juillet 1890.

Etat actuel. — La jambe gauche est dans l'hyperextension ; elle est fléchie sur la cuisse dans le sens opposé à la flexion naturelle. Elle forme ainsi un angle mesurant environ 140 degrés, dont le sommet est formé par la rotule. On constate autour de celle-ci la présence de quatre fils transversaux et un peu obliques en haut et en dehors, l'un surtout très profond. Le pied est en légère rotation externe Le creux du jarret est effacé et remplacé par une saillie. Le volume du membre est égal à celui du côté opposé ; pas de trace de paralysie ou d'atrophie. La longueur des deux membres est égale ; pas de raccourcissement. De l'épine iliaque antéro-supérieure à la malléole externe, les deux membres mesurent 22 centimètres.

Le genou n'est pas allongé dans le sens antéro-postérieur. A la palpation, on trouve la rotule qui est de volume normal et très mobile ; la saillie postérieure est formée par les deux condyles fémoraux que l'on distingue très bien ; entre eux il existe une dépression où l'on trouve les vaisseaux poplités normaux. Pas d'œdème de la jambe. Aucune douleur à la pression. Le triceps est légèrement contracté. Pas de mouvements de latéralité. Les mouvements spontanés se passent tous dans le sens de l'extension. La jambe et la cuisse forment pendant les contractions un arc de cercle très prononcé, sans que la face antérieure de la jambe arrive à toucher la cuisse. Les mouvements provoqués sont possibles dans le sens de la flexion et de l'extension. Ils sont très peu douloureux. On peut aussi augmenter l'hyperextension ; la flexion naturelle est limitée. On ne peut arriver au-delà d'un angle de 120 degrés dans ce sens. Si on essaie d'exagérer le mouvement, l'enfant souffre et on sent qu'on est absolument bridé. Si on abandonne le membre, il reprend instantanément sa position d'hyperextension, et revient dans cette attitude comme attiré par un ressort. Tous les mouvements de l'enfant tendent à mettre le membre dans l'hyperextension.

Le 11 juillet, on applique un appareil qui maintient le membre dans l'extension et qu'on enlève le huitième jour; aucun changement; toutes les tentatives de réduction ont échoué. La mère reste quelque temps sans revenir à la consultation et sur notre conseil, elle continue à emmailloter l'enfant de façon à maintenir le membre dans l'extension normale.

23 août. — La malformation persistant encore on applique une attelle postérieure rembourée de coton et on maintient le membre immobile pendant huit jours.

29 août. — On constate une amélioration. L'hyperextension a diminué. Si on fléchit la jambe, le membre revient encore dans la position inverse, mais d'une façon beaucoup moins brusque. Nouvelle attelle.

5 septembre. — L'hyperextension a disparu. Les plis de flexion tendent à s'effacer et la flexion normale a un peu augmenté.

12 septembre. — L'amélioration persiste, mais la flexion n'a pas fait de progrès. Le traitement est continué.

En somme, la difformité persiste depuis deux mois, mais elle tend à disparaître de plus en plus.

19 septembre. — L'amélioration n'a pas fait de progrès; la jambe ne peut pas se fléchir, malgré un traitement suivi de deux mois et demi. Je me décide alors à obtenir la réduction de force.

Je pratique donc l'ostéoclasie fémorale sus-condylienne de la façon suivante : après avoir fixé le membre au niveau de la ligne juxta-épiphysaire, je produis une flexion d'avant en arrière avec l'autre main. Un petit craquement sourd se fait entendre, et la réduction est obtenue parfaitement. Cette petite opération n'a duré que quelques secondes; on n'a pas donné de chloroforme et l'enfant n'a pas crié plus que d'habitude. Appareil plâtré.

23 septembre. — L'appareil est souillé. On le change. L'enfant

a crié le premier jour, mais son état général est excellent. La cuisse n'est nullement gonflée.

L'hyperextension est complètement corrigée, en ce sens que le membre abandonné à lui-même se place dans une très légère flexion. La flexion est possible jusqu'à angle droit. Il ne persiste qu'une légère rotation en dehors du pied.

CHAPITRE III

Les idées que nous allons émettre dans ce chapitre sont pour la plupart nouvelles. Nous les devons à notre maître, M. le professeur agrégé Kirmisson, chirurgien à l'hôpital Trousseau. Quelques-unes sont éparses dans les différentes publications qu'il a déjà faites sur ce sujet ; d'autres, au contraire, ont été recueillies par nous dans son service. Nous sommes heureux de dire que c'est à M. Kirmisson que revient l'honneur d'avoir groupé les diverses variétés de genu recurvatum acquis.

Après avoir donné une définition du mot acquis, nous passerons en revue les différentes classes de cette difformité. Nous laisserons absolument de côté deux variétés nous paraissant moins intéressantes et que nous citons pour mémoire : nous voulons parler du genu recurvatum paralytique, très bien décrit par Hoffa (1) et du genu recurvatum consécutif à la paralysie infantile.

(1). A. Hoffa. — Die mechanische Behandlung der Kniegelenksverkrümmungen mittelst portativer apparate.
Archiv. für Klinische Chirurgie Berlin 1896, L. III.

Dans un dernier paragraphe, nous nous occuperons du traitement.

GENU RECURVATUM ACQUIS

Jusqu'ici cette difformité avait été considérée comme distincte de celle décrite sous le nom de genu recurvatum. Il existe, en effet, de très grandes différences entre la malformation dont nous avons parlé dans le chapitre précédent et celle qui nous occupe en ce moment. Mais si personne n'ignore que les signes d'une maladie congénitale ne peuvent être les mêmes que ceux d'une lésion acquise ; on sait aussi que ce n'est pas une raison suffisante pour désigner ces deux affections par une épithète différente. C'est pourquoi nous maintenons l'expression de *genu recurvatum congénital* et de *genu recurvatum acquis ;* et que nous trouvons moins juste et moins rationnelle celle que voulait lui substituer Humphry (1) : Back-knee, c'est-à-dire genou en arrière.

Par genu recurvatum acquis, nous entendons une lésion de l'âge adulte ; du moins, la lésion ne devient manifeste qu'à ce moment-là. Cette malformation étant la conséquence, comme nous le verrons, d'un arrêt de développement, d'un défaut de nutrition du système osseux, a une marche lente et continue. Le mot *acquis* est donc juste ;

(1) Humphry. Back-knee, Knock-knee, bow-knee, and other deformites resulting from deficiencez of growth at the epiphysal lines. — British Med. J. London 1889. 1.

cependant, nous admettrons volontiers que l'on désigne cette difformité sous l'épithète suivante : *genu recurvatum des adolescents*.

Sonnenburg (1) a démontré qu'après une arthrite du genou, généralement tuberculeuse, on observait souvent une incurvation du tibia : nous aurons donc un genu recurvatum acquis consécutif à une lésion articulaire.

Quelques années plus tard, Kirmisson (2) reprenant la question, complète ce qu'avait dit Sonnenburg. En effet, il existe des cas, et ils sont loin d'être aussi rares qu'on veut bien le dire, où cette incurvation tibiale existe en dehors de toute maladie antérieure, de toute arthrite du genou.

Ce point est très important, surtout au point de vue de l'étiologie de la lésion. En effet, si la difformité était toujours la conséquence d'une lésion articulaire, tuberculeuse ou non tuberculeuse, il semblerait rationnel de la rattacher à cette maladie et de la décrire comme une de ses complications. Mais lorsqu'il a été prouvé que non seulement la lésion existe chez des gens n'ayant aucun passé pathologique, mais encore qu'étant unilatérale, elle siégeait sur le genou non malade et respectait l'autre membre atteint d'une arthrite du genou, c'est alors qu'on a été obligé de chercher une autre cause expliquant la formation de cette difformité.

D'après ce qui précède, on voit qu'on doit considérer

1. Sonnenburg, Die spontanen Luxationen der Kriegelenkes. Deutsche Zeitschrift für Chir. Bd., VI, 1896.
2. Kirmisson. Etude de l'appareil locomoteur.

deux sortes de genu recurvatum acquis : celui qui est consécutif à une arthrite du genou, et le genu recurvatum acquis proprement dit, qu'on ne peut rapporter, à première vue, à aucune cause.

GENU RECURVATUM ACCOMPAGNÉ D'UNE LÉSION ARTICULAIRE
OU FAUX GENU RECURVATUM

On trouvera en plus de la difformité, des signes de l'arthrite. En général, le malade se présente à nous soûs deux aspects. On peut constater quelquefois une ankylose soit osseuse, soit fibreuse; dans un autre cas, on voit que les mouvements de l'articulation sont exagérés : la jambe prend les positions les plus variées; en un mot, le membre est disloqué et peut être comparé à celui d'un polichinelle. L'explication de ce phénomène a été donnée par M. Kirmisson : « Il y a souvent, dit-il, abduction et rotation en dehors, mais très souvent étant incomplète, la partie externe de la jambe et de la cuisse appuient sur le plan sous-jacent et le genou n'a plus d'appui; de là une distension et à la longue une usure du ligament latéral externe, dangereuse au point de vue de la production des luxations pathologiques. En effet, c'est le plus souvent une subluxation en arrière que l'on observe. »

Deux autres symptômes sont à noter : ce sont la douleur et la contracture des muscles péri-articulaires. Nous n'y insisterons pas, car ils sont la conséquence de la lésion articulaire et non de la difformité elle-même.

Nous désignons cette variété sous le nom de *faux genu recurvatum*. En effet, l'attitude vicieuse du membre n'est pas primitive, elle est secondaire à la lésion articulaire ; par suite, la difformité devient moins intéressante, et avant de songer à la faire disparaître, le chirurgien devra penser à l'affection beaucoup plus grave, cause de cette attitude du membre, à l'arthrite tuberculeuse.

A cette variété, nous ajouterons quelques cas très rares du *genu recurvatum acquis*. Nous préférons en parler ici, car tous ont un seul point intéressant et commun, l'attitude vicieuse du membre. Mais tous aussi relèvent d'une cause spéciale et par conséquent ne doivent pas être compris dans le vrai genu recurvatum acquis.

En premier lieu, nous signalerons le *genu recurvatum consécutif aux arthropaties tabétiques*. M. Marie (1), dans ses leçons sur les maladies de la moelle en rapporte une observation. Elle est surtout intéressante par suite de sa rareté ; quant au point de vue chirurgical, elle est d'une importance moindre.

Une autre variété, c'est le *genu recurvatum consécutif à une ostéomyélite*. Le seul cas que nous connaissions est celui publié en 1892 par J. Kertesz (2), chirurgien à la deuxième clinique à Budapest. Le malade était atteint d'une inflammation articulaire, de « gonitis », mais le docteur Kertesz dit que l'histoire du malade peut être résumée ainsi 1° ostéomyélite de l'extrémité supérieure du tibia ; 2° gonitis 3° incurvation.

---

1. Marie. Leçons sur les maladies de la moelle.
2. J. Kertesz. Genu recurvatum ; osteotomia ; gyogyluas. Perter medizinische-chirurgische. Presse. Budapest, XXVIII, p. 953, 1892.

Enfin, il existe un *genu recurvatum acquis consécutif à la contracture du quadriceps fémoral*. L'observation que nous rapportons est unique : c'est ce fait particulier qui nous a donné l'idée de ce travail.

VRAI GENU RECURVATUM ACQUIS

Dans cette variété, la difformité existe, mais existe seule. C'est ce qu'on peut appeler le *genu recurvatum osseux*, car la cause de la malformation est une lésion du tibia, très rarement du fémur.

Les symptômes n'ont rien de commun avec ceux du genu recurvatum congénital. Ce qui frappe avant tout, c'est l'attitude de la jambe ; à première vue, on croirait être en présence d'une luxation en arrière ; mais on se rend compte que le plateau tibial et les condyles du fémur sont restés dans leurs rapports normaux. Il existe donc un angle formé par les deux segments du membre inférieur, comme dans le genu recurvatum congénital. Mais d'abord l'hyperextension atteint un degré assez faible ; en second lieu, nous constatons que le sommet de l'angle n'est plus représenté par la rotule, mais qu'il est sur un point situé un peu au dessous de l'interligne articulaire et correspondant à l'extrémité supérieure du tibia. A cet endroit, l'os s'est incurvé en avant. Telle est la cause de la difformité. Qnant à l'articulation, rien de particulier à signaler. La figure I représente un exemple typique de cette malformation.

Nous n'avons pas à signaler ici de contracture muscu-

laire, mais en revanche nous devons enregistrer un degré
d'atrophie plus ou moins considérable. Pour la connaître

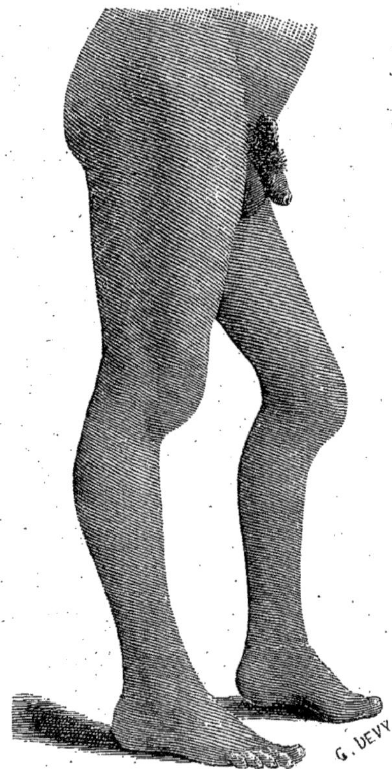

Fig. 1 empruntée à Kirmisson. Etude de l'appareil locomoteur.

exactement, on n'aura qu'à pratiquer l'opération suivante :
mesurer d'abord le membre sain, puis le membre malade

en ayant soin de prendre les mêmes points de repère. La différence entre ces mensurations équivaudra au degré d'atrophie de la jambe malade.

Très souvent, surtout dans cette variété, l'incurvation du tibia est accompagnée d'une déviation en dedans. Mais ici cette complication est peu importante : en effet, il suffit de corriger le genu recurvatum pour que disparaisse à son tour le genu valgum.

Etiologie. — Pathogénie. — La question de savoir si le genu recurvatum acquis doit être confondu avec une luxation, ne doit pas se poser ici après ce que nous venons de dire. Nous avons vu que lorsqu'il existait une subluxation du tibia en arrière, l'abduction et la rotation en dehors du membre et par suite le relâchement des ligaments latéraux devaient être seuls incriminés.

On a voulu faire jouer un grand rôle au rachitisme dans dans la formation du genu recurvatum acquis. « Si on retrouvait, comme le dit M. Kirmisson, chez les malades d'autres déformations des membres que l'on put attribuer au rachitisme, il serait naturel d'invoquer la même cause pour expliquer les lésions au niveau du genou. Mais dans les cas que nous avons eus jusqu'ici sous les yeux, nous n'avons rien observé de semblable. »

D'après ce qui précède, la cause de la difformité doit être rapportée à une lésion du système osseux. Gurlt, le premier, a attiré l'attention sur ce point ; mais pour cet auteur il n'existait pas à proprement parler d'affection osseuse, il n'existait simplement qu'une flexion du cartillage.

Sonnenburg rapporte la formation du genu recurvatum acquis à l'existence de l'arthrite tuberculeuse. L'inflammation progresse, d'après lui, de l'articulation vers l'épiphyse du tibia ; par suite, l'os se ramollit et l'incurvation du tibia serait une inflexion purement mécanique par action combinée du poids du corps et de la contraction musculaire.

M. Jalaguier (1) admettrait de préférence cette opinion qui est aussi celle de H. Braun (2).

Pour le docteur J. Kertesz, au contraire, il existerait d'abord une ostéite tuberculeuse de l'extrémité supérieure du tibia, d'où ramollissement de l'os, par suite incurvation de la jambe. Le gonitis ne serait qu'une simple conséquence de l'ostéite, une simple propagation à l'articulation d'un germe infectieux voisin.

Ces diverses théories ne sont pas absolument justes. En effet, quelle est la cause des malformations du genou bien connues aujourd'hui, c'est-à-dire du genu valgum et du genu varum ? Nous lisons dans Tillaux (3) : « Ce qu'il y a d'absolument certain, c'est que la déviation du genou ne se rattache ni à une faiblesse ligamenteuse ni à une contracture ou rétraction musculaire, mais bien à un trouble dans l'ossification du fémur. »

1. Jalaguier. Flexion antéro-postérieure de la partie supérieure du tibia corrigée par l'ostéotomie linéaire. Revue d'orthopédie 1890, n° 5.

2. H. Braun. Ueber Verkrümmungen des Oberschenkels bei Flexionscontracturen im Kniegelen. Verhandlungen der Deutschen Gesellschaft für chirurgie. Berlin 1896, XXV.

3. P. Tillaux. Traité d'anatomie topographique.

Si on n'a pas admis jusqu'ici cette interprétation pour le genu recurvatum acquis, c'est qu'on envisageait en bloc toutes les variétés. Le mécanisme, tel que le comprend Sonnenburg, est juste, mais seulement pour le genu recurvatum faux, c'est-à-dire pour les cas où la malformation se résume dans un seul symptôme, *l'attitude particulière du membre* qui est consécutive à une lésion soit articulaire, soit ostéomyélitique. Mais on doit admettre la théorie osseuse pour le vrai genu recurvatum acquis : les faits cliniques confirment cette opinion qui est d'ailleurs la seule rationnelle.

Aussi, avec M. Kirmisson (1), nous dirons que le genu recurvatum acquis est la conséquence d'une altération particulière de l'épiphyse tibiale supérieure, d'un défaut de nutrition de l'os, *d'une sorte de rachitisme local.*

Pronostic. — Il sera différent suivant la variété que l'on envisagera. Le genu recurvatum consécutif aux artropaties tabétiques est non seulement très rare, mais relève absolument du degré de la lésion de la moëlle épinière.

Lorsque la difformité est accompagnée d'une lésion articulaire, le pronostic doit être très réservé, et doit être en rapport avec l'arthrite tuberculeuse.

Quant au vrai recurvatum acquis, on doit, grâce à un bon traitement, obtenir un succès complet.

Traitement. — Si pour le genu recurvatum congénital on peut presque instituer un traitement unique, ici on doit

1. Kirmisson. Sur une déformation particulière du genou simulant la luxation du tibia en arrière. Revue d'orthopédie 1890, n° 2, p. 137.

recourir à des interventions chirurgicales différentes suivant les cas.

En effet, dans le genu recurvatum congénital nous avons vu que très souvent la réduction et la contention étaient des moyens suffisants pour obtenir la guérison dans peu de jours. Les insuccès que les auteurs ont eu à enregistrer dépendaient tous de la même cause, de la contracture du quadriceps fémoral ; dès lors on n'a qu'à compléter le traitement en faisant la ténotomie du quadriceps. Dans la grande majorité des cas c'est ce que le chirurgien doit faire.

Mais pour le genu recurvatum des adolescents, il existe plusieurs variétés ; donc aucune règle ne peut-être indiquée pour le traitement : le chirurgien décidera lui-même quelle est l'opération susceptible de donner le meilleur résultat. Quelquefois le redressement forcé sous chloroforme sera suffisant ; dans d'autres cas on devra se décider pour une intervention chirurgicale plus grave, pour l'ostéotomie en général.

Voici quelques observations dans lesquelles on a dû employer des traitements différents :

1º REDRESSEMENT FORCÉ SOUS CHLOROFORME.

OBSERVATION I.

Kirmisson. *Sur une déformation particulière du genou simulant la luxation du tibia en arrière. (Revue d'Orthopédie*, 1890, nº 2.)

Le malade, jeune homme de 16 ans, très grand, très fort et vigoureux présente à un degré très prononcé, sur le genou droit

une flexion dans l'épiphyse supérieure du tibia donnant naissance
à l'apparence d'une luxation de l'os en arrière. Or, à aucun moment de sa vie il n'a fait de maladie grave ; jamais il n'a eu d'affection inflammatoire du genou ; il n'a jamais souffert de cette
articulation. Ses assertions sont confirmées par le dire de ses
parents. Il existe, en outre, une hyperextension très marquée de
la jointure par laquelle la partie inférieure de la jambe et le pied
étaient projetés en avant dans une étendue anormale ; de là une
courbature à concavité antérieure du membre dans sa totalité.

On a eu recours au redressement forcé sous chloroforme.
Guérison.

2º OSTÉOTOMIE.

Nous citerons deux observations sur ce sujet ; en général
dans les cas où l'ostéotomie a été jugée indispensable, le
genu recurvatum était accompagné de lésions articulaires.

OBSERVATION II

*Flexion antéro-postérieure de la partie supérieure du tibia corrigée
par l'ostéotomie linéaire* (Jalaguier, *Revue Orthopédique*, 1890, nº 5.)

Grand garçon de 14 ans 1/2 qui entre au mois de mars 1889 à
l'hôpital Trousseau dans le service du professeur Lannelongue.
La jambe droite en hyperextension faisait avec la cuisse un angle
obtus ouvert en avant et le sommet de cet angle était notable-
ment plus bas que la saillie formée par la rotule. En examinant
attentivement la région, on voyait tout d'abord que le genou était
ankylosé par fusion osseuse. Il s'agissait, à n'en pas douter, non
pas d'une luxation du tibia derrière les condyles du fémur, mais
d'une incurvation diaphyso-épiphysaire, de sorte que le segment
supérieur du tibia était soudé avec le fémur dans l'attitude de la

flexion légère et dans une direction telle que son axe faisait avec
celui du fémur un angle obtus de 135º ouvert en arrière, tandis
que l'axe de la diaphyse, infléchie en avant, faisait avec l'axe du
fémur un angle de 145º ouvert en avant. Les muscles de la cuisse
et du mollet avaient éprouvé un certain degré d'atrophie. L'enfant
avait commencé à souffrir d'une affection du genou vers la huitième année; il boîtait et sa jambe se fléchissait en arrière. Il
subit à cette époque un redressement sous chloroforme, suivi de
l'application d'un appareil plâtré qui fut laissé en place six
semaines. Ce traitement a été plusieurs fois renouvelé. Après un
laps de temps plus ou moins long, le malade voyait sa jambe s'in-
fléchir, le pied se porter en avant, tandis que le genou se portait
en arrière. L'opération fut pratiquée le 15 mars 1890. Avec le
ciseau de Maceven, je coupai le tibia transversalement de dedans
en dehors au niveau de l'angle de flexion. Je note que la consis-
tance de l'os était celle d'un tissu osseux normal. Le redressement de la flexion angulaire se fit sans aucune difficulté; du
même coup fut corrigée la rotation en dehors; il ne fut pas
nécessaire de sectionner le péroné. Un pansement au salol fut
appliqué et recouvert d'une gouttière plâtrée. Il n'y eut pas le
moindre accident. L'enfant se levait le cinquantième jour et quit-
tait l'hôpital 3 semaines plus tard, marchant très bien, sur un
membre dont la direction ne laissait à peu près rien à désirer.

OBSERVATION III

*Genu recurvatum. — Ostéotomie.— Guérison (J. Kertez Pester.
mediɀinische-chirurgische Presse. Budapest. 1892. XXVIII)*

Un cocher âgé de 17 ans, entre à l'hôpital le 16 janvier 1891.
Ce malade huit jours auparavant, tombant de sa voiture avait
fait une chute sur le genou gauche. Depuis lors il ressentait des
douleurs persistantes dans ce genou. A l'examen on trouva le

genou dans la position du genu recurvatum; cette position existait d'ailleurs depuis plusieurs années avant l'accident, ainsi que
le déclara le malade. La contusion guérit rapidement et on put
s'occuper alors de la difformité.

D'après le malade, quatre ans auparavant était apparue sur le
genou gauche une tuméfaction sans cause apparente, accompagnée de douleur. Sur le conseil d'un médecin le malade garda
six mois le lit, en faisant journellement des frictions sur le
genou.

L'état du malade s'améliora un peu et il put marcher. Neuf
mois plus tard la jambe qui jusqu'alors était droite a commencé
à se courber. La jambe était en hyperextension, en abduction
avec rotation en dehors. Le membre formait un angle obtus de
140 à 160 degrés ouvert en avant et en dehors. Il existait une
ankylose fibreuse de l'articulation, aussi les divers mouvements
étaient-ils très restreints. Le bord antérieur de l'extrémité supérieure du tibia donnait au toucher la même sensation que celle
du membre opposé; mais en cet endroit le tibia était recourbé
en avant. La jambe gauche était atrophiée et les os ont subi un
retard dans leur développement. Le diamètre du péroné est une
fois et demi plus petit que celui du même os de la jambe droite;
celui du tibia est deux fois et demi plus petit que le tibia opposé.
Vers le milieu du mois de mars on a pratiqué l'ostéotomie sous
la tubérosité du tibia. Sur le conseil de Lumniczer on a scié le
tissu compact et enlevé à la curette le tissu spongieux. Le péroné
ne présentant aucune résistance, il n'a pas été nécessaire de le
scier pour le redresser. Après un pansement antiseptique le
membre fut maintenu droit au moyen d'un bandage plâtré.
Guérison. Le bandage a été enlevé un mois après; comme il per-
sistait une petite mobilité des os on a remis le bandage plâtré
pendant quinze jours, jusqu'à la réunion complète des os. On a
mis ensuite pour soutenir l'articulation une gouttière plâtrée qui
a été remplacée ensuite par une autre amidonnée. Le malade
porte encore l'appareil et va bien; la jambe est tout à fait droite.

Dans ce cas la cause de l'incurvation est le ramollissement de
l'épiphyse du tibia produit par une inflammation. Cette explica-

tion correspond à l'histoire de la maladie : 1º gonitis; 2º incurvation. Maintenant il s'agit de savoir s'il y a eu d'abord le gonitis ou bien l'inflammation de l'épiphyse du tibia. L'opinion de Kertez est qu'il y a eu d'abord une inflammation étendue produite par une ostéomyélite de l'épiphyse. Cette supposition est confirmée par le retard que les os ont subi dans leur développement, ou plutôt par l'atrophie et la sclérose des tissus qui succèdent au ramollissement et qui se sont propagées au disque épiphysaire.

3º RÉSECTION DU GENOU.

OBSERVATION IV (Inédite)

Recueillie dans le service du Dr Gérard-Marchant, chirurgien à l'hôpital Tenon.

Femme de 35 ans, entrée pour une arthrite du genou droit; on pense à une hydarthrose gonococcique.

Les douleurs persistent, l'épanchement diminue et en moins de deux mois, le membre prend une attitude particulière d'hyperextension, de faux genu recurvatum.

Il existe de plus des mouvements de latéralité et de rotation qui sont très douloureux.

On porte alors le diagnostic de tuberculose du genou avec destruction des attaches des ligaments croisés. Entre temps les sommets étaient devenus le siège de craquements qui ne laissaient aucun doute sur la tuberculose.

La résection du genou fut pratiquée le 25 février 1898. L'opétion a montré qu'il existait, au niveau de l'insertion des ligaments croisés en avant et en arrière de l'épine tibiale, de l'ostéite raréfiante, ayant détaché une surface osseuse tibiale et mobilisé les deux ligaments croisés.

L'opération a très bien réussi et l'attitude vicieuse du membre s'est trouvée corrigée.

4° TENOTOMIE DU TENDON DU QUADRICEPS FEMORAL

L'observation d'Emund Owen que nous rapportons ici est moins intéressante que celle de notre maître, M. Gérard-Marchant. Le chirurgien anglais ne s'est pas contenté de la section du tendon, il a ouvert l'articulation. Le résultat obtenu fut incomplet : le malade, en effet, ne pouvait pas dépasser l'angle droit dans la flexion de la jambe sur la cuisse. La guérison aurait été plus complète si, comme le fait remarquer M. Adans lors de la communication de ce cas au Congrès de chirurgie, à Londres, E. Owen s'était contenté de faire la ténotomie du quadriceps fémoral. Cette observation n'en est pas moins très intéressante ; c'est le seul cas que nous connaissions de double genu recurvatum chez un enfant n'ayant pas d'autres malformations.

La logique aurait voulu que ce cas fut rapporté au chapitre précédent. En effet, c'est plutôt au genu recurvatum congénital que se rapporte le malade de Owen ; si nous avons préféré la publier dans ce chapitre, c'est pour bien montrer l'importance, dans beaucoup de cas, de la ténotomie du quadriceps fémoral ; en comparant cette observation avec la suivante, on verra mieux les grands services que peut rendre cette intervention chirurgicale.

OBSERVATION V

E. Owen. — *Double genu recurvatum.* — British Med. J. London
1891. I.

Le malade est un enfant de quatre ans; il était atteint d'un
double genu recurvatum. Les genoux étaient recourbés en arrière
comme ceux d'une cigogne. Ils étaient fixés dans cette position
d'une telle façon par le quadriceps extenseur, que même à l'aide
du chloroforme on ne put arriver à mettre la jambe dans le prolongement de la cuisse. L'enfant, d'après les dires de sa mère,
était venu « au monde la tête la première et les jambes autour du
cou ». On en conclut que la difformité était la conséquence de la
mauvaise position du fœtus.

L'enfant ne pouvait parvenir à se tenir debout. Il était toujours
assis, le talon reposant sur la clavicule. Sous la peau, dans l'espace du creux poplité, on percevait la saillie osseuse formée par
les condyles fémoraux et l'espace intercondylien. — La réduction
ayant été tentée plusieurs fois mais sans succès, on juge une intervention chirurgicale indispensable. Le 11 février Owen divisa
chaque quadriceps immédiatement au-dessus de la rotule, puis
ouvrit librement l'articulation. Après avoir fléchi le membre inférieur et réuni les incisions au moyen de quelques points de su-
tures, la jambe fut maintenue par des attelles en bois. La plaie
guérit rapidement. On fit au bout de quelque temps du massage.

L'enfant fut alors capable de se tenir debout et graduellement
ses jambes se fortifièrent. La flexion de la jambe sur la cuisse ne
pouvait dépasser l'angle droit.

M. W. Adams fit observer que l'opération avait très bien réussi
mais il ajouta que le succès obtenu aurait été plus complet si la
méthode sous-cutanée avait été employée.

OBSERVATION VI

Gérard-Marchant. — Un cas rare de genu recurvatum. — Revue d'orthopédie 1898 n° 1.

Le jeune Adolphe N... âgé de 17 ans, employé dans une fabrique de produits chimiques, est entré dans mon service de l'hôpital Tenon, le 10 juin 1897, pour la déformation que présente sa jambe droite.

Le malade raconte qu'à l'âge de cinq ans il fut soigné à l'hôpital des Enfants-Malades pour des abcès développés à la partie moyenne de la cuisse droite. De Saint-Germain pratiqua une opération portant sur le fessier, et pendant deux ans la suppuration se fit jour par deux orifices fistuleux dont-on voit bien encore les traces.

Sur cette cuisse droite, en effet, on constate au niveau du tiers moyen et du tiers inférieur, deux cicatrices, l'une sur la face externe, profonde, adhérente à l'os, l'autre sur la face antérieure, superficielle et mobilisable sur le plan profond : ces cicatrices répondent aux orifices fistuleux.

L'attitude vicieuse que présente actuellement le membre inférieur s'est constituée progressivement : elle est caractérisée par une hyperextension extrême de la jambe Les deux segments du membre forment un angle obtus ouvert en avant ($160°$), dont le sommet répond à l'interligne du genou. Dans le décubitus dorsal, le creux poplité porte seul sur le plan du lit par suite de la saillie que forment en arrière les extrémités articulaires fémoro-tibiales. Celles-ci sont, en effet, complètement déjetées en arrière et remplissent la région poplitée.

Le genou est d'ailleurs très déformé : la rotule est remontée bien au-dessus de la place qu'elle occupe normalement, et solidement fixée par le tendon du triceps.

La cuisse présente une atrophie des plus marquées : les masses musculaires ont à peu près disparu (33 centimètres du côté malade, 36 du côté sain).

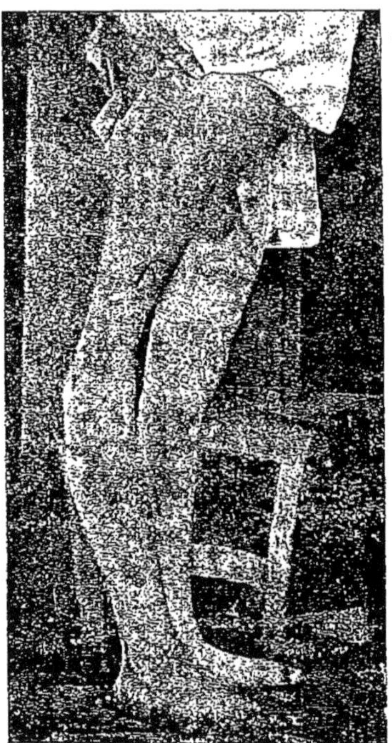

Fig. II. — Genu recurvatum.

Le corps du fémur décrit une double courbure à convexité antéro-externe dont le sommet répond à la zone des cicatrices mentionnées : sur sa face antérieure se dessine une corde extrêmement tendue, aboutissant à la rotule et se continuant en bas par le ligament rotulien, formée par le tendon inférieur du triceps rétracté.

La jambe est beaucoup moins atrophiée que la cuisse (26 et 27 centimètres).

Indépendamment de sa déviation en avant genu recurvatum, elle est légèrement rejetée en dedans; il existe donc du genu valgum. La mobilité du genou, tant spontanée que provoquée, est nulle dans le sens de la flexion et de l'extension : on obtient des mouvements très limités de latéralité; le triceps se contracte intégralement et soulève la jambe au-dessus du plan du lit.

Le raccourcissement, mesuré à l'aide d'une ligne directement menée de l'épine iliaque antéro-supérieure à la pointe de la malléole, égale 6 centimètres; la marche ne s'effectue qu'au prix d'une claudication très accentuée. Cependant le malade peut aller et venir sans appui.

Dans la station debout, le pied droit ne porte sur le sol que, grâce à une inclinaison du bassin avec scoliose lombaire compensatrice, la déviation de la colonne lombaire disparaît complètement dans le décubitus sur le ventre.

Cette déformation était difficile à expliquer et surtout à corriger. Cependant un examen, plusieurs fois renouvelé, nous permit de constater qu'entre les cicatrices déprimées fémorales et la rotule, comme luxée en haut, il existait une véritable corde rigide et tendue constituée par la moitié inférieure du triceps fémoral. N'était-ce pas cette traction qui commandait la déformation, cette hyperextension avec subluxation en arrière des extrémités articulaires fémoro-tibiales ? Mais comment expliquer la présence et l'action de cette corde rigide ? Il ne nous semble pas irrationnel d'admettre que l'affection osseuse (peut-être ostéomyélitique!) pour laquelle de Saint-Germain était intervenu, avait amené l'adhérence du muscle triceps à l'os, que le tronçon musculaire désormais pris entre deux points fixes, entre la rotule peu mobile, et l'adhérence osseuse fémorale, n'avait pu suivre le fémur dans son développement en longueur, que l'élongation passive ainsi déterminée avait attiré et luxé la rotule en haut, tandis que le fémur, sollicité à son tour au niveau de la cicatrice, s'incurvait en avant; que cette hyperextension lente, mais continue, avait déterminé les déformations articulaires, l'allongement du membre, la scoliose compensatrice ; qu'il s'agissait en un mot d'un genu recurvatum de cause très spéciale.

Avec ce diagnostic, le traitement devenait simple : il suffisait de dégager le muscle au niveau de la cicatrice osseuse, pour faire cesser l'hyperextension, et rétablir les rapports normaux des surfaces articulaires.

Telle est l'opération que nous avons pratiquée le 19 juillet dernier, et qui nous a donné un résultat opératoire et thérapeutique parfait.

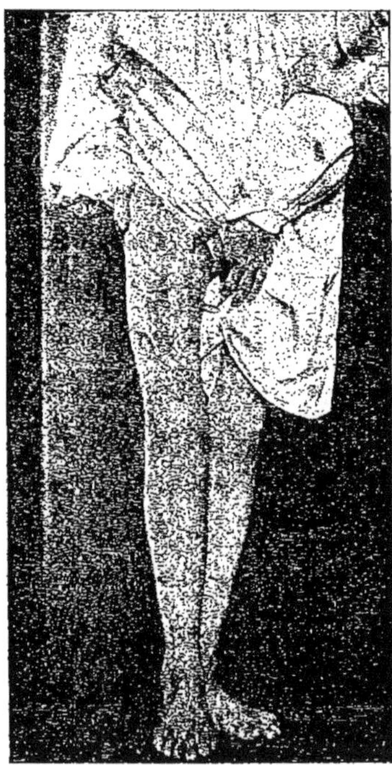

Fig. III.

Après éthérisation, une incision verticale de 1 centimètre environ, comprenant la peau et l'aponévrose, est faite sur la face externe de la cuisse au tiers inférieur, sur le bord du muscle. A travers cette boutonnière, on introduit un bistouri boutonné qui sectionne la bride musculaire, tandis qu'un aide placé au pied de la table d'opération, exerce des pressions, des pesées sur la jambe qui dépasse, pendante, le bout de la table, de façon à la franchir. Pendant qu'on provoque ces mouvements, la corde du triceps se divise sur le tranchant; la flexion totale devient possible : on place la jambe en flexion, et on maintient cette attitude, sur une attelle de Bœckel, au moyen d'un cuisson ouaté placé dans le creux poplité. Un carré de gaze iodoformé recouvre la petite plaie. Le malade supporte, sans douleur, la nouvelle attitude. Le 4 août, on enlève l'appareil; l'attitude vicieuse est parfaitement corrigée et le membre peut être ramené dans la rectitude.

Le 6 août, on est obligé de pratiquer une séance de massage pour lutter contre l'extension qui tend à se reproduire; les mouvements provoqués sont douloureux. Depuis lors, la jambe est restée en attitude normale. Le genou a recouvré une certaine mobilité, dans le sens de la flexion et de l'extension. La longueur du membre (de l'épine iliaque antéro-antérieure au sommet de la malléole péronière) est de 85 centimètres; du côté sain, elle est de 87 centimètres. Le raccourcissement corrigé est donc de 2 centimètres.

L'opéré a été revu en novembre 1897; le résultat s'est maintenu parfait, et la marche est devenue correcte et facile.

CONCLUSIONS

On doit distinguer :

1° *Genu recurvatum congénital* ou *genu recurvatum musculaire*, produit par la contracture du quadriceps fémoral. La guérison de cette difformité sera obtenue très souvent et très rapidement par la réduction simple et la contention ; dans les cas plus graves, on n'aura qu'à compléter ce traitement par la ténotomie du muscle.

2° Vrai *genu recurvatum acquis* ou *genu recurvatum osseux*, désigné à tort jusqu'ici *incurvation du tibia*, et consécutif à un défaut de nutrition de l'os, surtout de l'extrémité supérieure du tibia. Avant d'avoir recours à une opération sanglante, on devra essayer le redressement forcé sous chloroforme.

3° *Genu recurvatum acquis* consécutif dans la grande majorité des cas à une arthrite tuberculeuse du genou, quelquefois à une ostéomyélite, à une contracture du quadriceps et que nous proposons de nommer *faux genu recurvatum acquis*, car *l'attitude du membre* est la seule chose intéressante pour nous. L'étiologie et le traitement sont en rapport non avec la difformité, mais bien avec la lésion primitive du membre.

Cette malformation a de grandes analogies avec le genu valgum et le genu varum. Elle doit compléter l'étude des difformités du genou.

INDEX BIBLIOGRAPHIQUE

CHATELIN. — Bibl. médicale t. LXXV, p. 103.

KLUBERG (de Kœnisberg). Journal de Dieffenbach (8 octobre 1837).

BOUVIER. — Bulletin de l'Académie de médecine 1837, t. II. p. 701.

A. SANSON. — Des luxations congénitales. Thèse de concours, 1841, p. 45.

NEUMAN (A. C) — Ueber das Sabelbein. — Woch. f. d. ges. Heilk. Berlin 1846 [2° S], XI.

H. BARD. — American Journal of. med. Sciences, 1855, t. XI.

CRUVEILHIER. — Atlas d'anatomie pathologique, 2° liv.

SCHREIBER. — Orthopédie générale et spéciale.

Dictionnaire encyclopédique. Article genou, p. 619.

MOTTE. — Mémoire publié in Bul. de l'académie royale de médecine de Belgique, t. X, 3° série n° 2 (1872).

E. ALBERT. — Ueber das genu recurvatum. — Wien. Med. Presse, 1875, XVI.

E. SONNENBURG. — Die spontanen Luxationen der Kniegelenkes. Deutsche zeitschrift für chir. Bd. VI, 1876, p. 489.

J. GUÉRIN. — Œuvres grand in-8° avec atlas, 1° livraison 1880, p. 43.

GUENIOT. — Société de chirurgie de Paris, séance du 7 juillet 1880.

GUENIOT. — Société de chirurgie de Paris, séance du 7 décembre 1880.

E. PERRIER — Société de chirurgie de Paris, séance du 7 décembre 1880.

BERTIN. — Union médicale, 14 octobre 1880.

MOOS. — Archiv. für Klin. Chir. Bd. XVIII, Hft. 3, p. 492.

HIBON. — Thèse, Paris 12 janvier 1881.

MACEWEN (William). — Ostéotomie avec recherches sur l'étiologie et la pathologie du genre valgum, du genre varum et des autres difformités osseuses du membre inférieur (traduit par M. Albert Demous), Paris, 1882, 8° fig.

HUMPRY. — Back-knee, knock-knee, bow-knee, and other deformities resulting from. defeciency of growth at the epiphysal lines. — British. med. J. London, 1889, I.

HUMPFRY. — Back-knee, knock-knee, and other deformities resulting from defect, of growth at the ephysal lines. Méd, chir. T. London, 1889, LXXII, p. 165-173, 1 pl.

DUPLAY et RECLUS. — Traité de chirurgie.

P. TILLAUX. — Traité d'anatomie topographique.

KIRMISSON. — Etude de l'appareil locomoteur, 1889.

KIRMISSON. — Revue d'orthopédie, 1890 n° 2.

JALAGUIER. — Revue d'orthopédie, 1890, n° 5.

C A. SAYRE. — D'un cas d'hyperextension congénitale de l'articulation du genou avec abduction de la jambe. Revue mensuelle des maladies de l'enfance, 1890.

PHOCAS. — Revue d'orthopédie 1891, II, p. 50-64.

E. OWEN. — Double genre recurvatum. British med. J. London 1891, I, p. 967.

KERTETZ (J.) — Genu recurvatum, osteotomia ; gyogyulas. Pester, medizinische-chirurgische Presse Budapest 1892, XXVIII, p. 953.

P. MARIE. — Leçons sur les maladies de la moëlle. 1892.

STAFFEL (F.) — Genu recurvatum mit und infolge von spontanen subluxation der tibia nach hinten — Zeitschrifft für orthopadische chirurgie, Stuttgart, 1895, IV, p. 35-43.

BRAUN (H.). — Ueber verkrümmungen der Deutschen Gesellschaft für chirurgie. Berlin 1896, XXV, pt. 11, 399-406.

HOFFA. (A.) Die mechanische Behandlung der Kniegelenksverkrümmungen mittelst portativer apparate. — Archiv. für Klinische chirurgie Berlin 1896, L. III, 555-564.

VAN LENNEP. (W. B.) — Knock-knees and anterior tibial curves. — Hahneman Inst. Philadelphie, 1896-97, IV, 14.

POTEL. — Le genu recurvatum congénital. Echo médical du Nord, 15 août 1897.

— MUSKAT (G) — Die congenitalen Luxationen in Kniegelente. Arch. für Klin. chir. LIV, 4.

KNAUER (E.) — Beitrag zu den congenitalen Luxationen im Kniegelenke. Monatssch f. Geburtsh. u. Gynakol. V. fasc. suppl. janvier 1898.

GÉRARD-MARCHANT. — Revue d'orthopédie 1890, n° 1, p. 46-50.

IMP. CH; LÉPICE, 8-10, RUE DES CÔTES, MAISONS-LAFFITTE